DIETA PALEO

Ricette Facili Per Una Mente Sana E Per Perdere
Peso Velocemente

(Perdi Peso E Diventa Più Sano Seguendo La Dieta
Paleo)

Igor Boni

Traduzione di Daniel Heath

© **Igor Boni**

Todos os direitos reservados

Dieta Paleo: Ricette Facili Per Una Mente Sana E Per Perdere Peso Velocemente (Perdi Peso E Diventa Più Sano Seguendo La Dieta Paleo)

ISBN 978-1-989837-01-6

TERMINI E CONDIZIONI

incoraggiati a cercare l'aiuto di un professionista, quando necessario.

INDICE

Parte 1

INTRODUZIONE

Questo libro contiene pratici trucchi e segreti salva tempo che ti aiuteranno ad adottare uno stile di vita paleo e a mantenerlo con facilità.

Perdere peso non è semplice come fare una passeggiata al parco, indistintamente dalla facilità del programma dimagrante. Seguire quindi unregime alimentare che permetta al proprio corpo di adattarsi a com'è naturalmente programmato per essere,può rendere il percorso molto più facile.

Ecco che entra in gioco la dieta paleo. Pensaci; cosa potrebbe essere migliore di una dieta che permetta al tuo corpo di digerire e assimilare cibi per i quali egli stesso si è evoluto al fine di gestirli ?

Perdere peso potrebbe così diventare un processo facile, giusto? Tutto quello che devi fare, è mangiare ciò che i nostri antenati del Paleolitico mangiavano, evitare dunque cibi che i nostri corpi (possessori dello stesso schema genetico dei nostri antenati del Paleolitico) non possono digerire e assimilare e sei pronto, giusto?

Certo, è così. Semplice come sembra. Con il nostro stile di vita odierno, può essere difficile mangiare e fare esercizio come gli uomini del Paleolitico; non abbiamo abbastanza tempo per fare tutto quello che dobbiamo fare e in più dovremmo adottare una dieta che potrebbe essere "sconveniente" per il nostro stile di vita moderno.

Allora cosa puoi fare? Come puoi assicurarti di seguire uno stile di vita paleo senza sentirti messo alle strette? Beh, questo libro ti dirà come.

Innanzitutto troverai informazioni generali sull'argomento e in seguito dei trucchetti specifici che ti aiuteranno ad adottare una dieta paleo in modo semplice e senza fatica.

Grazie ancora per aver scaricato questo libro. Spero ti piacerà!

INTRODUZIONE ALLA DIETA PALEO

CHE COS'E' LA DIETA PALEO?

La dieta Paleo conosciuta come dieta del Paleolitico, dell'età della pietra, dieta delle caverne e dei cacciatori o anche come dieta primitiva, è un regime alimentare che richiama appunto la dieta dell'uomo delle caverne, che consisteva nell'uso di verdure, frutta, carne magra, noci, semi e prodotti ittici.

Una buona regola da mettere in pratica quando si segue la dieta Paleo, è quella di fare tutto ciò che è possibile per escludere dalla propria alimentazione cibi lavorati o tutti quegli alimenti ottenuti da un'agricolturacome quella degli zuccheri raffinati, cereali e anche dei prodotti caseari.

Sviluppata nel 1970 da Loren Cordain, un ricercatore dell'Università del Colorado, la dieta Paleo raggiunge la propria popolarità giorno dopo giorno. Cordain asserisce che aderire alle linee guida nutrizionali praticate dall'uomo del Paleolitico, permetta all'organismo di adeguarsi alla pressione evolutiva che ha definito il nostro corredo genetico nel tempo e quindi di migliorare la propria salute e il proprio benessere.

Grazie all'utilizzo di verdure e carni magre, si ridurrà l'indice glicemico, aumentando così l'apporto di vitamine e permettendo quindi l'assunzione di nutrienti.

Secondo Cordain, iprofili genetici degli esseri umani preferiscono notevolmente la dieta Paleo.

Come mai? Beh, prima dello sviluppo dell'agricoltura, l'uomo utilizzava meno prodotti proteici come fagioli e cereali, perché erano troppo complessi e difficili da produrre ecucinare.

Come risultato, molti dei nostri antenati dovevano accontentarsi di una dieta piena di carne accompagnata occasionalmente da verdure, frutta e spezie.

E' facile capire per quale motivo questa dieta sia ritenuta a un livello superiore da Loren Cordain e da molti altri come lui.

Molti studiosi sono d'accordo nel dire che i nostri antenati fossero forti e in forma e che riuscissero a sopravvivere alle condizioni avverse che avrebbero portato all'estinzione di molti uomini! Invece, sono sopravvissuti a condizioni durissime, morendo solo per l'inesorabile avanzare dell'età !

Infatti, le testimonianze archeologiche ci mostrano che i nostri antenati raramente morivano per cancro, problemi di cuore, diabete, che a oggi sono le cause maggiori di morte negli Stati Uniti d'America e in tutto il mondo.

Inoltre, recenti studi effettuati sulle comunità di cacciatori-raccoglitori mostrano che il loro stile di vita è simile a quello dei nostri antenati del Paleolitico.

Per esempio, le società tradizionali come quella dei Kitvan, dei Maasai in Africa, degli Aborigeni in Australia, degli Inuit, dei Pigmei di Mbuti nel Congo, e dei San Bushmen in Namibia vivono una vita in salute se comparate alla vita degli occidentali.

Molto probabilmente, come avrai notato, le persone appartenenti a queste comunità sono fisicamente in forma e non stressate mentalmente come invece accade alla maggior parte degli Americani. Sembrano, inoltre, avere valori ottimali nel sangue che indicano una condizione di buona salute.

C'è della magia in tutto questo?Certo!

Il trucco è quello di evitare l'uso abbondante di legumi, cereali, formaggi pastorizzati, olii vegetali o zuccheri raffinati. Inoltre, per portare beneficio al nostro organismo bisogna astenersi dall'usare alimenti elaborati con additivi aggiunti e riscaldati in seguitocon il microonde. Queste sono le indicazioni base da seguire per una buona dieta paleo.

Sappiamo quindi che molti alimenti trattati sono la ragione per la quale molti occidentali sono grassi e malati, mentre l'assenza di questi cibi, molto riposo, regolare esercizio fisico sono le ragioni per cui le comunità di cacciatori- raccoglitori vivono in buona salute.

Per darti la giusta motivazione e per spronarti nel riuscire, parliamo ora dei benefici della dieta paleo.

I BENEFICI DELLA DIETA PALEO

La dieta Paleo ha una ratio bilanciata di grassi acidi saturi e insaturi, ma anche un ottimo equilibrio tra grasso,proteine e carboidrati. Diciamo che, la dieta paleo mette semplicemente il corpo in condizioni di digerire il cibo facilmente,per permettere il funzionamento efficiente degli organi. Qui sotto troverete i modi in cui la dieta paleo può esservi d'aiuto. (?)

Perdita di peso: normalmente, lo schema genetico del tuo corpo, utilizza i grassi come energia e quelli che bruciano lentamente come carburante, poiché sono efficienti e moltopiù affidabili in quanto durano più a lungo.

Al giorno d'oggi invece, il tuo corpo usa l'energia derivante dai carboidrati poiché, di questi, se ne consumano in grande quantità e spesso, più di quelli che il nostro corpo può bruciare in una sola volta! Alla fine, l'organismo deposita i carboidrati in eccesso, accumulandoli come grasso da usare in seguito. Il continuo apporto di carboidrati (cortesia dei cibi che contengono cereali) peggiora la situazione perché il tuo corpo non ha mai l'opportunità di bruciare tali grassi depositati. Di conseguenza, vi è l'accumulo di grassi nei vari tessuti (come fegato, muscoli, ecc.) all'interno del corpo. Ciò può determinare un aumento rilevante del peso che senza controllo, può determinare l'obesità.

Questoe altri motivi, sono la causa per cui al mondo c'è un elevato numero di casi di obesità, specialmente nelle aree con un'economia sviluppata, che fa affidamento sugli alimenti acquistati nei negozi.

Una volta implementata la dieta Paleo, inizierai un nuovo capitolo della tua vita – un capitolo, dove brucerai grassi come carburante! La dieta Paleo ridurrà notevolmente il tuo apporto di carboidrati (assumerai più proteine), portandoti a ridurre il livello degli zuccheri nel tuo sangue e regolerà i tuoi livelli di insulina.

Come risultato, il tuo corpo rilascerà i grassi accumulati e li utilizzerà come carburante. Bruciando di più gli accumuli di grasso, i depositi si ridurranno nel tuo corpo, portandoti a ottenere una riduzione del peso. Nonostante ciò, per perdere peso durante il regime Paleo, dovrai limitare l'assunzione di tuberi, frutta e grassi.

Limitare solamente l'assunzione di carboidrati, ti consentirà di perdere peso beneficiandone! Una volta perso il peso, ridurrai automaticamente il rischio di malattie cardiovascolari- un ottimo bonus senza dubbio!

Miglioramento delle funzioni cerebrali: Il tuo cervello è uno degli organi che consuma la maggior parte della tua energia prodotta. La tua dieta influenza indirettamente il benessere del tuo cervello e la sua funzionalità tramite il controllo dello zucchero nel sangue, l'infiammazione, la salute dei tuoi organi. In più, per svolgere il suo lavoro al meglio, il tuo cervello richiede costante supporto da parte di una grande varietà di nutrienti.

Studi dimostrano come una dieta completa di zuccheri favorisca l'infiammazione nel cervello determinando la produzione di radicali liberi che causano danni. L'infiammazione potrebbe portare a una riduzione della formazione di neuroni, che finirebbe per causare malattie mentali o altre malattie degenerative come l'Alzheimer, la demenza, gli infarti, disordini depressivi, ecc.

Tramite la dieta Paleo, non solo ridurrai l'apporto di zuccheri, consumerai più verdure, prodotti ittici e frutti che contengono i nutrienti essenziali che agiscono da agenti neuro protettori. In più, i prodotti ittici, come il salmone contengono molti omega 3, grassi acidi che svolgono una funzione vitale per il correttofunzionamento del cervello.

Incremento della massa muscolare: La dieta Paleo enfatizza il consumo maggiore di proteine animali. Il corpo usa le proteine per costruire nuove cellule come quelle della massa muscolare, che sono anaboliche. Una volta che incrementerà la massa muscolare, il tuo metabolismo migliorerà con esso. Diverrai quindi più attivo ed energetico. Non possiamo negare l'evidenza,avere una buona massa muscolare migliora l'apparenza e ci fa sentire a nostro agio.

Miglioramento del tratto intestinale: Come visto in precedenza, lo zucchero e altri cibi spazzatura causano infiammazione. Quando questa infiammazione accorre nel tratto intestinale, aumentando il rischio di malattie dell'apparato. Per esempio puoi sviluppare la cosiddetta "sindrome dell'intestino gocciolante", problema che indica la presenza di una malattia autoimmune. Normalmente, l'intestino ha molti neuroni che sono prodotti dai neurotrasmettitori celebrali. Ciò aiuta il tuo intestino a inviare messaggi al cervello tramite il nervo vago. Alcune volte, problemi digestivi inviano segnali che portano ad ansia e casi di depressione. In più, il 95% della serotonina, l'ormone dell'umore molto spesso connesso con le decisioni, si trova nel tuo intestino. Questo vuol dire che con un intestino in buona salute, potrai riposare di più e prendere delle giuste decisioni. La serotonina nell'intestino aiuta a scoprire gli eventuali invasori, mobilizza le infiammazioni e aiuta l'intestino a difendersi dagli agenti invasori. In sostanza, un intestino in salute aiuta il cervello a funzionare meglio.

Una dieta povera causa danni frequenti al cervello e al tuo intestino. Come risultato il tuo cervello non può connettersi con l'intestino, rendendoti incapace di fare decisioni o svolgere attività cerebrali.D'altro canto, una dieta ricca di verdure e frutta ti aiuta a depurare il sistema intestinale.

La dieta Paleo, è una dieta ricca di verdure e frutti, che aumenta l'assunzione di fibre che garantisce l'assunzione delle proteine necessarie per ripulire l'intestino e rinnovare il sistema immunitario. Questi sono soltanto alcuni dei benefici che otterrete seguendo questa dieta. Una volta passato il periodo di adattamento, proverete una sensazione di sazietà, un aumento dell'insulina, una buona funzione del sistema immunitario, lascomparsa dell'acne e dell'emicrania, maggiore energia, riduzione del dolore dovuto al sistema autoimmunitario, minori allergie e infine la riduzione delle cellule grasse. Tutti i benefici sopra descritti contribuiscono a migliorare la salute e a ridurre il processo d'invecchiamento del corpo. Non è fantastico? Cambiando solamente le proprie abitudini alimentari si potrà essere più longevi! Come tutte le cose nuove della vita, non sarà facile, ma con una buona organizzazione e programmazione l'attuazione della dieta sarà senza pecche. Per seguire la dieta Paleo, la prima cosa da fare è sapere cosa si può e cosa non si può mangiare.

PALEO IN AZIONE: COSA MANGIARE E COSA EVITARE

La dieta Paleo non ha una via "giusta" che ci indichiesattamente come mangiare. Molti credono che gli antenati nel Paleolitico avessero una dieta variabile determinata da ciò che riuscivano a trovare (in base all'ambiente circostante). Pensateci; i Maasai in Africa non mangiano gli stessi alimenti degli Aborigeni australiani, degli Inuit, degliMbuti Pigmei del Congo e dei San Bushmen della Namibia. Ognuna di queste comunità si ciba di ciò che è disponibile ogni giorno. Dovresti dunque pensare ai tuoi avi (all'incirca 8 generazioni indietro). Che cosa pensi che mangiassero? Indipendentemente da cosa, è quello che dovresti fare anche tu, perché è quello che i tuoi antenati mangiavano. Questa guida ti darà delle linee guida da seguire, che potrai modificare a tuo piacimento per adattarle alle tue preferenze personali.

CIBI DA MANGIARE

Bisognerà mangiare cibi come pesce, carne, uova, verdure, frutta, erbe, noci, semi, olii sani e anche grassi. Scopriamoli nel dettaglio:

Carni

Le carni da mangiare includono agnello, tacchino, maiale,manzo, pollo e via dicendo. Devono essere carni nutrite con erbe, organiche o provenienti da pascoli oppure pollame proveniente da allevamenti a terra. Se non puoi usare prodotti organici, cerca di acquistare prodotti meno trattati altrimenti mangia più carne possibile liberamente.

Frutti di mare

I frutti di mare da mangiare includono l'eglefino, gamberetti, molluschi,trota, ecc. Preferibilmente sarebbe meglio acquistare frutti di mare non di allevamento.

Uova

Le uova devono provenire da pollame allevato liberamente.

Verdure

Mangiare verdure come cavoli, broccoli, peperoni, pomodori, carote, ecc. Queste verdure possono far parte della tua dieta quotidiana, usa diverse varietà.Le vostre verdure potranno essere fresche o surgelate. Limita il più possibile l'assunzione di verdure in scatola. Se dovessi renderti conto che consumare verdure fresche genera gonfiore o gas nel tuo stomaco, dovrai ripassarle in padella nell'olio di sesamo o di cocco oppure cuocerle al vapore prima di consumarle.

Frutta

Mangia frutta come avocado, mele, banane, fragole, pere, mirtilli, arance, ecc. Mangia da uno a tre frutti al giorno; ma se non vuoi perdere peso, o hai problemi con i lieviti/infezioni da candida, squilibri delle ghiandole surrenali, o se soffrite di gravi casi di infiammazione, limitate l'assunzione di frutta ad una al giorno.

Bevande

Le bevande includono acqua filtrata e tisane. Potrete assumere del vino rosso in piccole dosi. Del vino rosso di qualità può portare benefici poiché contiene alti livelli di antiossidanti. Inoltre potrete assumere cioccolato fondente che contiene il 70% di cacao.

Noci

Mangia semi e noci come le noci di macadamia, mandorle, nocciole, semi di girasole, mandorle, ecc.Mangiate semi e noci il più possibile. Il burro derivante dalle noci è buono per il vostro organismo. Inoltre per rendere la digestione delle noci più facili potrete lasciarle a mollo in acqua.

Tenendo conto delle allergie. Evitate le noci che possono causare allergie.

Grassi e olii

Mangia grassi sani come il lardo e olii come l'olio di cocco, l'olio di oliva, olio di sevo.

Tieni sempre l'olio di pesce e l'omega tre al fresco. L'uso di cocco, tapioca e fecola di maranta e mandorle sono l'ideale. Per sostituire i prodotti caseari potrete utilizzare il latte di mandorle o di cocco non dolcificato. In più potrete usare latte di cocco per fare del gelato o da aggiungere ai vostri alimenti.

Spezie e condimenti

Spezie e condimenti includono anche rosmarino, aglio, sale marino, sale himalayano, curcuma, ecc.Le spezie rendono i vostri pasti interessanti e divertenti, contengono nutrienti e minerali. Quindi usatene molte, e per avere un effetto maggiore consumatele crude. Usare sempre il sale non raffinato poiché contiene molti minerali.

CIBI DA EVITARE

Dovrai evitare cibi come cereali, legumi, prodotti caseari, olii vegetali, margarine, dolcificanti artificiali, bibite gassate, cibi raffinati e grassi trans. Evitando questi cibi eliminerete pericoli come:

Cereali

Includono alimenti composti da riso, grano, orzo, miglio, mais, segale, avena. Normalmente, questi alimenti compongono il 50% della tua dieta.

Cereali contengono il glutine. Il tuo corpo dovrà faticare per poterli digerire. Quindi, quando li ingerite, potrete riscontrare problemi digestivi come costipazione, diarrea, crampi o reflusso gastrico. Eventualmente,ciò potrebbe determinare effetti negativi sul sistema endocrino e sul sistema immunitario, che potrebbe portare a fatica, dolore alle articolazioni, infiammazione, sintomi mestruali anormali e infertilità.

I cereali contengono alcuni tipi di lectine che dovrebbero proteggere da malattie e agenti patogeni. L'accumulo di lectine nel corpo può determinare problemi autoimmunitari come artriti reumatoidi, lupus, celiachia e sclerosi multipla.

I *cereali contengono l'acido fitico*. Sfortunatamente, il tuo sistema digestivo è sprovvisto di enzimi che possano digerire questo tipo di acido. L'acido quindi aderisce al calcio, magnesio, zinco e ferro facendoli defluire dal sistema. Con l'assunzione dell'acido fitico il tuo corpo non assorbirà tali nutrienti.

Zuccheri raffinati e alimenti preconfezionati

Gli zuccheri raffinati contribuiscono ad aumentare i picchi di zucchero nel sangue, l'insulina e i livelli di cortisolo.Eventualmente, questi picchi contribuiscono ad aumentare la resistenza dell'insulina, un sistema immunitario malato, ed altre patologie.Orache hai un quadro generale della dieta paleo (includendo cosa puoi mangiare e cosa è meglio evitare) la seconda parte della guida spiegherà le strategie che ti permetteranno di seguire la dieta rendendo tutto più facile.

"Lo trovi interessante? Lascia una recensione su Amazon!"

http://amzn.to/2jvTA9L

TRUCCHI E SEGRETI SALVA TEMPO: IL

PIANO ALIMENTARE

Il cibo che mangi dovrebbe essere "paleo friendly". Questo ci spiega perché nel capitolo precedente abbiamo già parlato di cosa è possibile mangiare e cosa dobbiamo evitare.

Il punto è che se non pianifichi i tuoi pasti, avrai difficoltà nel seguire la dieta paleo, specialmente perché:

probabilmente non avrai tempo per preparare pasti deliziosi

ci saranno un sacco di cibi non adatti alla dieta paleo a tentarti

Alla fine, getterai la spugna perché sentirai che è sconveniente seguire questo tipo di dieta.

Come potrai rendere il processo d'azione della dieta più semplice possibile?

Ecco alcuni trucchi che ti potranno aiutare lungo il percorso:

FAI SCORTA DI CIBI PALEO

Abbiamo già discusso di cosa mangiare o non mangiare. Quindi se la tua dispensa è piena di cibi che non sono adatti alla dieta, è giunto il tempo di eliminarli tutti e di rifornire la vostra dispensa di cibi adeguati.

Inoltre, accumulando i cibi paleo finirai per ridurre al minimo il numero di volte in cui dovrai andare al supermercato per prendere i cibi adatti (soprattutto quelli non deteriorabili). Per esempio, non dovrai andare ogni volta ad acquistare solo un ingrediente ogni tanto. Fai quindi in modo che la tua cucina sia piena di spezie, verdure fresche, carni, olii e grassi, bevande, noci e prodotti ittici ecc.

Per guadagnare più tempo:

Crea una lista di alimenti

Sarebbe meglio avere una lista da tenere in bella vista sul frigo di casa su cui scrivere ciò di cui hai bisogno e le cose da prendere mentre fai spesa per assicurarti così di non dimenticare nulla e di evitare di andare al supermercato più volte del necessario.

Compra più verdure

Le verdure occupano una grande parte della dieta. Fai quindi in modo di averne una scorta, di avere una varietà ma ovviamente assicurandoti di non avere prodotti scaduti.

Prova un servizio di consegna verdure a domicilio

Non devi fare tutto da solo. Invece di gettare subito la spugna, puoi provare dei servizi di consegna verdure a domicilio ogni settimana. Tutto quello a cui devi pensare è procurarti una lista di quello che vuoi ricevere e pagare dai 2, 50 – 5,00 euro per avere i prodotti consegnati direttamente alla tua porta di casa. Con questa opzione, non avrai più scuse, non potrai avere il frigo e le dispense vuote.

MANGIA CIBI DI STAGIONE

E' molto meglio mangiare solo quello che la stagione ha da offrire invece di cercare di attenersi alla stessa vecchia cara lista di ingredienti paleo che hai deciso di tenere in dispensa e che potrebbe non essere disponibile tutto l'anno. Con ciò, ridurrai il tempo che usi cercando di trovare determinati ingredienti quando sono fuori stagione.

VELOCITA'

L'uomo del Paleolitico probabilmente non aveva un tempo prestabilito quando faceva colazione, pranzo e cena. In effetti, poteva soffrire la fame tutto il giorno e probabilmente riusciva solo a procurarsi frutta e noci. Si potrebbe abbracciare questa "filosofia" per risparmiare tempo, rendere il processo molto più facile e persino notare maggiori effetti di perdita di peso.

Suggerimento: salta la colazione se per te è troppo fastidioso preparare i pasti e magari mangia un po' di frutta durante il giorno.

CREA IL TUO PIANO ALIMENTARE

Invece di seguire il processo di preparazione dei pasti basandosisull'impulso, potresti sviluppare un piano alimentare preimpostato da seguire con giudizio. Questo farà sì che non si sprechi troppo tempo a cercare di capire cosa cucinare. Per rendere ancora più semplice questo, potresti:

preparare solo pochi pasti

Invece di provare a sperimentare decine di ricette, potresti invece risparmiarti la seccatura di prepararne di diverse imparando come realizzare solo una o due ricette. Anche se può sembrare ridondante mangiare la stessa cosa ogni giorno, ti aiuterà a risparmiare il tempo che altrimenti sprecheresti cercando di capire come preparare vari (nuovi) piatti ogni giorno. Attraverso questo, puoi concentrarti su altre cose più importanti nella tua vita che non il pensare a come preparerai una certa ricetta.

Potrai farlo per delle occasioni 'speciali'.

Utilizza gli avanzi della tua dieta

Se non hai mai amato gli avanzi, è tempo di cambiare atteggiamento nei loro confronti! L'uomo del paleolitico probabilmente cucinava tutto ciò che aveva e poi lo mangiava per diversi giorni.

Potresti fare lo stesso per evitare di sprecare del tempo cucinando nuovi pasti ogni giorno!

Dopo aver appreso consigli e suggerimenti che ti consentiranno di risparmiare tempo rispetto alla pianificazione dei pasti, la prossima parte di cui discuteremo è la cucina.

TRUCCHI E SEGRETI SALVA TEMPO:

CUCINARE

Ovviamente, dovrai trovare dei modi creativi per risparmiare tempo, in modo da garantire che i pasti di tipo paleo non debbano essere un lavoro che ti disgusti.

Ecco alcuni suggerimenti e trucchi che semplificheranno la procedura da seguire:

TRUCCHI PRATICI PER CUCINARE ED ESSERE EFFICIENTI

I vecchi metodi di cottura e le pratiche di cucina potrebbero forse essere uno dei motivi per cui trovi così difficile seguire qualsiasi dieta, paleo e non. Pensaci; Se potessi avere il cibo pronto al momento del tuo risveglio o una volta tornato a casa dal lavoro, mangeresti comunque cibi convenienti o già pronti? Beh, probabilmente non tutto il tempo! Allora perché non organizzi la tua cucina in modo tale che ti renda più facile seguire la dieta paleo senza sentirti condannato a una vita di cucina infinita e senza nemmeno mangiare?

Ecco alcune idee:

Acquista un congelatore autonomo

Un modo semplice è quello di immagazzinare cibi deperibili (inclusi quelli cotti). Potresti congelare carni crude, verdure e altri prodotti deperibili che acquisterai. Altrimenti potresti preparare vari pasti e congelarli poi in sacchetti con la chiusura a zip fino al momento del bisogno.

Cuocere più del necessario

Qualunque cosa tu stia preparando, non limitarti a fare un pasto per una porzione (per tutti quelli della tua famiglia se non gli dispiace seguire la dieta paleo). Invece, prova a preparare pasti più abbondanti (potresti duplicare o anche triplicare una ricetta per esempio). Ti basterà refrigerare o congelare il cibo in eccesso da consumare in un secondo momento (se necessario, puoi dividerlo in porzioni).

In questo modo, risparmierai del tempo che altrimenti avresti usato per preparare lo stesso pasto in futuro.

Utilizzare elettrodomestici da cucina per risparmio di tempo

Potresti usare una pentola a cottura lenta, che ti consenta di cucinare la cena mentre sei al lavoro o fare colazione / pranzo mentre dormi! Ciò significa che non dovrai dedicare molto tempo a controllare il cibo mentre cuoce. E se vuoi rendere il processo di preparazione dei cibi paleo molto più rapido anche a casa, puoi usare una pentola a pressione poiché questo sistema di cottura non sacrifica la tenerezza degli alimenti. Questi utensili, potrebbero sicuramente aiutarti a risparmiare il tempo di cottura delle pietanze.

MANGIA TUTTO

Alcune ricette possono richiedere di apportare delle modifiche, di togliere alcune parti come la pelle, di separare i tuorli dell' uovo dagli albumi e quindi di "separare" alcuni dei vari ingredienti. Sfortunatamente questi procedimenti fanno perdere del tempo prezioso. Quindi, per esempio, invece di mangiare separatamente il tuorlo e l'albume, conviene mangiare direttamente l'intero uovo. Probabilmente l'uomo del Paleolitico nemmeno era a conoscenza della differenza tra il tuorlo e l'albume; mangiava tutto! Così dovrai fare anche tu.

CONVERTI LE TUE RICETTE PREFERITE

Sarebbe molto più facile "paleoliticizzare" le tue ricette preferite piuttosto che cercare di seguire delle nuove ricette di cui potresti non capire nemmeno gli

ingredienti che le compongono. Questo
finirà per farti risparmiare tempo che
altrimenti perderesti cercando di trovare
una unica ricetta che potrebbe piacerti. Ad
esempio, se non puoi mangiare i pancake
normali (di grano), potresti trovare un
modo per preparare dei pancake paleo-
friendly con l'uso della farina di cocco o di
mandorle in alternativa.

CHIEDI AIUTO

Quattro mani sono sempre meglio di due.
Se non vuoi perdere troppo tempo a
cucinare, potresti chiedere a qualcuno
nella tua famiglia (se c'è) di darti una
mano; potrebbero aiutarti nella
preparazione degli ingredienti, ad
esempio. Qualunque sia il modo in cui ti
aiuteranno, puoi scommettere che vedrai
un grande miglioramento nella rapidità
con cui fai le cose in cucina.

ANCHE I FRULLATI SONO PALEO!

Non devi proprio cucinare tutto il tempo,
ad esempio le verdure e la frutta! Se sei a

corto di tempo o semplicemente vuoi mangiare qualcosa di veramente veloce, puoi invece preparare un frullato. Questo ovviamente renderà il tuo lavoro più facile e veloce senza farti uscire dal percorso della dieta paleo!

IMPARA L'ARTE DEL "MIXARE"
Non è necessario preparare ricette diverse separatamente per lo stesso pasto. Perderesti un sacco di tempo inutilmente, scoraggiandoti! Per risparmiare tempo, potresti invece imparare come preparare una pietanza unica usando diversi ingredienti. Grazie al web potrai trovare molte informazioni preziose su come procedere. Questo non significa che non puoi personalizzare alcune delle tue ricette preferite per renderle più facili da preparare.

Successivamente, tratteremo suggerimenti e trucchi che riguardano tutto questo.

TRUCCHI E SEGRETI SALVA TEMPO:GLI ESERCIZI
Come già detto, l'uomo paleo era magro e agile. Certo, non frequentava la palestra; il

suo modo di vivere è ciò che lo rendeva così. Basati su questo per organizzare il tuo regime di allenamento, in modo tale da non dover programmare orari specifici per tenerti in forma o per andare in palestra. Quindi, come dovresti farlo esattamente? Ecco alcuni suggerimenti e trucchi:

INTERVAL TRAINING NATURALE L'uomo del paleolitico non correva le maratone. Probabilmente impiegava tra i 2-5 minuti per correre dietro un animale selvatico prima di riposare. Potresti usare questa logica per impegnarti nell'allenamento a intervalli. Quando sali le scale, oppure corri lungo il tragitto verso casa dopo essere sceso dall'autobus, gioca con i tuoi figli se ne hai, ecc. L'idea è di impegnarsi in una 'normale' attività fisica senza doverla pianificare.

ATTIVITA' QUOTIDIANA: IL

SOLLEVAMENTO DEI PESI

I macchinari non esistevano nel Paleolitico.

Per questo devi trovare il modo di incorporare il sollevamento pesi nella tua vita di tutti i giorni senza dover andare in palestra. Puoi provare un'attività come il giardinaggio (usa gli annaffiatoi invece di usare le manichette), andare in bicicletta, nuotare o qualsiasi altra attività in cui devi sollevare o spostare delle cose da un punto a un altro.

AVERE UN HOBBY PALEO FRIENDLY
Invece di programmare le ore di ginnastica, puoi invece cercare un hobby che ti aiuti ad allenarti senza sforzo. Ad esempio, potresti dedicarti a un hobby come il golf, l'hockey, il cricket, la pallamano, ecc. Non solo ti dedicherai all'attività fisica mentre giochi, ma alzerai anche i pesi mentre ti prepari per una partita, poiché devi essere in forma.

IL FITNESS TRACKER

Tenere traccia di ciò che hai fatto (della tua attività fisica) può richiedere molto tempo. Invece di rendere il processo di monitoraggio del tuo livello di attività un lavoro di routine, puoi automatizzare il processo. Puoi scaricare un'App o acquistare un orologio che ti aiuta a tenere traccia del tuo livello di attività per aiutarti.

Abbiamo quindi capito cosa fare per risparmiare tempo con gli esercizi mentre si segue una dieta paleo per renderlo quindi il tutto più amichevole possibile, la prossima serie di trucchi e suggerimenti si concentrerà sulla mente e su altri aspetti della vita.

TRUCCHI E SEGRETI SALVA TEMPO: MENTE E ALTRO

Bisogna mettere la parola "fine" al sovraccarico di informazioni a cui siamo sottoposti.
Non devi imparare tutto sulla dieta paleo per seguirla bene. Infatti, se cerchi di imparare tutto, finirai per sprecare troppo tempo inutile per prepararti alla dieta. Non devi contare calorie, carboidrati, pesarti; Devi vivere la vita come l'avrebbe

vissuta un uomo del paleolitico! Così facendo, risparmierai un sacco di tempo. Ricorda: la dieta paleo non è solo una dieta ma uno stile di vita; non qualcosa a cui ti arrendi dopo pochi mesi. Se ti impegni per il lungo periodo e dimentichi la conta delle calorie, i carboidrati e altri indicatori di progresso, noterai come seguire la dieta paleo sia in realtà più facile di quanto sembri. Inoltre, ricorda che essere perfettonon è l'obiettivo. L'obiettivo è di mangiare cibo sano che il tuo bisnonno avrebbe probabilmente considerato del vero cibo! Non devi competere con nessuno su chi è più bravo a seguire le regole! **Insistere sulle cose senza informazioni nutrizionali.**

Invece di sprecare minuti inutili controllando ciò che è contenutonei vari alimenti che trovi nel tuo negozio di alimentari locale, punta direttamente i prodotti più freschi!

Sperimentare

Invece di preoccuparti che una ricetta che hai trovato online abbia un ingrediente che non riesci a trovare facilmente, dovresti sentirti libero di poter cambiare l'ingrediente mancante con qualsiasi cosa tu possa trovare prontamente. Ciò ti farà risparmiare tempo e personalizzerà la tua esperienza di stile di vita paleo.

Segui il tuo intestino

Non devi essere il "guru" della dieta paleo. Non hai bisogno di guardare online se quell'ingrediente è valido o meno, se credi fermamente che i tuoi antenati potrebbero aver mangiato qualunque cosa tu stia mangiando adesso. Il punto è che bisogna evitare cibi e cereali raffinati. Se non sei sicuro che qualcosa sia paleo-friendly o meno, forse dovresti semplicemente evitarlo del tutto. Con questo trucchetto, risparmierai un sacco di tempo che altrimenti perderesti cercando di avere confermare e seguire la versione ideale della dieta paleo diqualcun altro!

Cerca ristoranti paleo- friendly

Mangiare fuori è un problema per molte persone a dieta. Ciò non significa che non puoi trovare un ristorante che serva cibo paleo friendly nella tua zona. Pertanto, invece di chiuderti fuori dal mondo, dovresti forse trovare diversi ristoranti in cui potrai mangiare regolarmente ogni volta che dovrai mangiare fuori. Finirai per risparmiarti un sacco di problemi nel doverti spostare da un capo all'altro della città cercando di trovare un ristorante, quando magari tistai perdendo alcune perle lungo la strada! Per renderlo possibile, assicurati di mangiare in un ristorante diverso per almeno cinque volte per trovare quello che serve il miglior cibo paleo   friendly.

Conclusione

Grazie ancora per aver scaricato questo libro! Ricorda che per adottare e mantenere una dieta Paleo,devirimuovere tutti i cereali e gli zuccheri raffinati dalla tua cucina e sostituirli con verdure, frutta e carni. Anche l'esercizio fisico manterrà la tua mente occupata; eviterai di assumere zuccheri, aumentando allo stesso tempo la tua massa muscolare. Quindi uomo delle caverne, sii coerente! Buona fortuna per il tuo viaggio! Spero questo libro ti sia piaciuto.

Parte 2

Introduzione

Voglio ringraziarti e congratularmi con te per aver scaricato questo libro.

Questo libro contiene le risposte a tante domande riguardanti la perdita di peso e la Paleo Dieta e individua aspetti molto importanti che è necessario conoscere, in sostanza, un background teorico, per trarre vantaggio dalla tua dieta. Una volta che i concetti saranno chiari, sarai in grado di seguire la Paleo Dieta in modo più religioso ei risultati saranno divini!

Grazie ancora per aver scaricato questo libro, spero che ti piaccia!

Un segreto del passato – la Paleo Dieta

La Paleo Dieta può essere classificata come dieta intrigante. La formulazione di questa dieta può sembrare nuova, ma l'aspetto sorprendente è che il fondamento di questa dieta si basa sui modelli alimentari degli antichi cacciatori. Queste erano le persone che vagavano per la Terra milioni di anni fa nell'età della pietra. A quel tempo, le scelte alimentari erano limitate e le persone dovevano mangiare ciò che era stato donato da Madre Natura.

La principale fonte di cibo per questi antichi cacciatori era quella che riuscivano a cacciare, naturalmente. Tuttavia, avevano a disposizione anche diverse varietà di frutta e verdura da usare. Può essere un po' sorprendente per te sapere che il cibo di questi antichi antenati aumentava il loro metabolismo e questa è una delle ragioni della sua esistenza ancora oggi. Fortunatamente possiamo usare questa dieta perché i nostri geni sono identici al 99,9 per cento di quelli degli antenati paleolitici.

L'aspetto interessante è che gli antichi cacciatori erano abbastanza sani e non soffrivano di gravi condizioni di salute come malattie degenerative e croniche. Sono i cambiamenti dello stile di vita che ci hanno costretto a gestire un sacco di problemi. Le loro fatiche fisiche erano di gran lunga superiori a quelle che dobbiamo affrontare oggigiorno: la caccia non era un lavoro facile! Era la loro dieta che li teneva in piedi. La caccia principale dell'uomo medio moderno è rivolta a scoprire il take away più veloce!

Gli antichi umani soddisfacevano il loro apporto proteico attraverso la carne di pesce e ricavavano acidi grassi dalla stessa fonte. Le bacche e le noci erano il loro regime dietetico quotidiano. Mentre oggi siamo dipendenti dal cibo trasformato, gli alimenti trasformati erano completamente estranei nelle diete degli antichi antenati, in quanto non esistevano. Non avevano nemmeno prodotti caseari. In sostanza, erano seguaci di cibo a basso contenuto di carboidrati.

Dal momento che non c'era nessun "manzo nutrito con cereali" nella gastronomia all'angolo da comprare, i cacciatori antichi consumavano circa il 65 per cento di carne selvatica. Questa contiene solo il 10 percento di grasso. La carne selvatica ha un rapporto più elevato di grassi polinsaturi e questi grassi sono classificati come sani.

La disponibilità di carne non era presente per gli antenati durante tutto l'anno, quindi dipendevano in larga misura da verdure non coltivate. Senza la creazione dei frigoriferiavvenuta migliaia di anni dopo, questi popoli del Paleolitico non avevano accesso a un adeguato deposito di cibo, quindi qualsiasi cosa consumassero era fresca.

Questo è lo sfondo storico della PaleoDieta. È uno dei programmi di dieta più incoraggianti se stai cercando uno stile di vita sano e perdere peso.

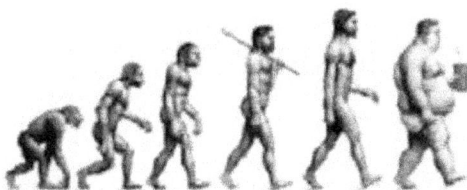

Questa immagine racconta chiaramente la storia di come i tempi moderni hanno avuto un impatto sulla nostra salute e le ripercussioni di ignorare la PaleoDieta.

Miracoli salutari dellaPaleo Dieta

Sin dai tempi antichi, gli umani hanno vissuto enormi cambiamenti nel proprio stile di vita. Sfortunatamente i nostri corpi non sono attrezzati per gestire questi cambiamenti. A confronto delle minacce offerte ai predatori del Paleolitico, noi siamo crudeli con i nostri corpi seguendo una dieta ricca di carboidrati, per questo dovremmo seguire lo schema alimentare dei nostri antichi antenati. Questo è uno dei motivi per cui la stretta associazione tra malattia e dieta è diventata molto chiara. Dovremmo seguire una dieta povera di carboidrati e ricca di proteine, ma nella maggior parte dei casi, stiamo facendo il contrario.

Il risultato è che dobbiamo combattere malattie come l'artrite, il cancro e il diabete. Oltre a questi problemi l'obesità è un problema che perseguita ogni persona e costituisce la causa principale di tutte le malattie. La perdita di peso è ora diventata un incubo. Questi termini erano estranei agli antenati del Paleolitico. Ora questo richiede un cambiamento. Ciò significa che dobbiamo rivedere i modelli alimentari dei nostri antichi antenati e risolvere il problema. La risposta perfetta è la Paleo Dieta.

Ora, quando stai seguendo la Paleo Dieta, soddisfi il tuo fabbisogno di carboidrati attraverso frutta e verdura. Fortunatamente la risposta glicemica di frutta e verdura è inferiore rispetto ai prodotti lattiero-caseari e ai cereali. La buona notizia è che frutta e verdura sono ottimi antiossidanti e proteggono il tuo corpo dai danni dei radicali liberi.

Dobbiamo anche dire addio ai grassi trasformati. Abbiamo bisogno di grassi di qualità che promuovano i nostri processi corporei per assorbire la vitamina K, A, D ed E. La Paleo Dieta promuove anche l'uso di acidi grassi Omega 3 sotto forma di pesce. Questi acidi grassi Omega 3 promuovono la creazione di membrane che aiutano a creare tessuti sani. La dieta moderna che stiamo seguendo oggi ha un rapporto maggiore di acidi grassi Omega 6, non necessari.

Siamo legati ad un'alta assunzione di zuccheri che sconvolge l'ecosistema del nostro corpo. La Paleo Dieta dice di no allo zucchero in eccesso. Non sarebbe sbagliato affermare che la Paleo Dieta è decisamente un cambiamento in meglio del nostro stile di vita, quindi dobbiamo accogliere il cambiamento piuttosto che dire di no.

Convincere te stesso a dire "Sì" alla Paleo Dieta

Leggi questi punti molte volte e poi capirai davvero perché la Paleo Dieta è perfetta per te.

- Il perfetto equilibrio dei grassi nella Paleo Dieta ti dà cellule sane.

- La Paleo Dieta incoraggia il consumo di acidi grassi e aiuta nello sviluppo delle funzioni del cervello.

- La Paleo Dieta richiede un consumo di proteine sane. È un *must* per la costruzione della massa muscolare.

- Lo zucchero è il tuo più grande nemico dell'intestino e porta all'infiammazione dello stesso. La Paleo Dieta ti suggerisce di dire no allo zucchero.

- Sarai in grado di sbarazzarti di quelle allergie insopportabili quando i cereali vengono eliminati dalla tua dieta.

- La Paleo Dieta è sicuramente una dieta a basso contenuto di carboidrati, quindi questo significa perdita di peso.

Reduced
allergie

Burns
off fat

Stable
Blood

Balanced
Energy

Better
sleep

Anti-
Inflamma

51

Studi sulla Paleo Dieta - Funziona?

La Paleo Dieta è da sempre una questione controversa tra le organizzazioni nutrizionali e gli operatori sanitari. La maggior parte ha abbracciato questa dieta, ma alcuni hanno ancora problemi per quanto riguarda l'autenticità di essa. Il modo migliore per trovare la risposta perfetta è studiare la Paleo Dieta alla luce della ricerca scientifica.

Ciò che segue sono alcuni degli studi abbastanza convincenti.

Il primo studio proviene da *Diabetologica* scritto da Lindeberg nel 2007.

Ventinove persone con alti livelli di zuccheri nel sangue e malattie cardiache erano state assegnate casualmente alla dieta mediterranea e alla Paleo Dieta. 14 persone alla Paleo Dieta mentre 15 persone alla dieta mediterranea. Nessuno dei gruppi aveva restrizioni caloriche. I valori che venivano misurati erano il peso, i livelli di insulina e la circonferenza della vita. Lo studio è durato per circa 12 settimane. Dopo tale periodo,le persone che erano state sottoposte alla Paleo Dieta avevano riscontrato una diminuzione del glucosio pari a circa il 26%. L'altro gruppo aveva ottenuto una diminuzione del glucosio pari al 7%.

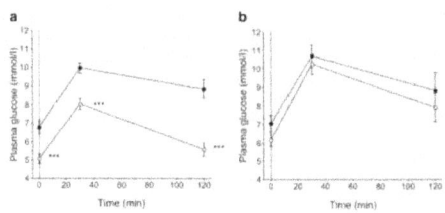

Il gruppo Paleo Dieta aveva ottenuto una significativa diminuzione del peso di circa 5 kg.

Un altro studio è citato anche in *"Effetti di un intervento a breve termine con una dieta paleolitica in volontari sani"* (Osterdahl, 2008).

A quattordici studenti era stato chiesto di seguire la Paleo Dieta per circa tre settimane senza un gruppo di controllo e questi studenti avevano ottenuto una diminuzione di peso di circa 2,3 kg.

Questo mostra chiaramente almeno un fatto: la scienza supporta il concetto che la perdita di peso ha una connessione diretta con la Paleo Dieta.

Come riempire la tua dispensa con cibo

sano

Senza zucchero, senza cereali e senza latticini potrebbe sembrare scioccante per alcune persone, dal momento che siamo letteralmente cresciuti mangiando cibo non sano. Inizialmente, la dispensa Paleo potrebbe sembrare un termine estraneo a te, ma una volta che fai scorta di alimenti base, le cose diventeranno più facili! Tuttavia, deve essere un processo graduale.

INIZIA CON LA PULIZIA DELLA DISPENSA

Hai bisogno di pulire il frigorifero, il congelatore e la dispensa, solo così puoi pensare bene. Assicurati di dare un'occhiata agli oggetti attualmente nella dispensa. Leggi le etichette e se c'è qualcosa che non è senza glutine, devi eliminare quegli articoli. Una volta che hai finito con questa parte, avrai bisogno anche dei tuoi strumenti Paleo.

STRUMENTI PALEO PER LA CUCINA

- Padella per friggere

- Vasetti e brocche di vetro

- Robot dacucina

- Miscelatore

- Palette

- Foderedi muffin

- Coltellidacuoco

- Affettatrice

E' TEMPO DI RIEMPIRE LA DISPENSA

Di seguito sono riportati alcuni degli elementi che devi assolutamente avere nella dispensa.

Le farine appropriate

La farina di mandorle è abbastanza ricca di proteine ed è anche un ottimo antiossidante. È anche un sostituto perfetto per le farine con glutine. La farina di mandorle viene prodotta sbollentando le mandorle e poi la pelle viene rimossa dalla mandorla. Alla fine, vengonomacinate in polvere fine.

Un'altra grande alternativa alle farine con glutine è la farina di cocco. Viene prodotta essiccando e macinando la polpa di cocco.

OLI SANI

L'olio di cocco è un grasso sano che viene estratto dalla noce di cocco. È stabile al calore e si ossida lentamente, quindi è una scelta appropriata per fritture ad alte temperature. La scelta appropriata è olio di cocco vergine. Così non dovrai preoccuparti delle calorie in eccesso. L'olio d'oliva è un'ottima alternativa per cotture a basse temperature ed è ideale per l'uso in insalate e condimenti.

GRANDI ALTERNATIVE AL LATTE

Scegli il latte di cocco in scatola, poiché non contiene conservanti artificiali ed è ottimo per la salute. Assicurati che il latte in scatola sia esente da gomma di Guar, poiché alcune persone hanno sensibilità ad esso. Il latte di mandorle non

zuccherato è ugualmente utile ed è ottimo
per la tua salute.

Dolcificanti

Il miele biologico crudo può essere
un'ottima alternativa ai dolcificanti
artificiali. Il miele contiene monosaccaridi,
che sono più facili da elaborare e assorbire
dal corpo. Lo sciroppo d'acero puro può
anche rivelarsi un ottimo dolcificante. Non
è raffinato ed è naturale. Un altro ottimo
agente dolcificante è lo zucchero di cocco.
È prodotto dalla linfa dei boccioli di fiori
dell'albero di cocco. Ha un indice glicemico
molto basso quindi funziona bene per te.

Prodottidafri	Prodottidacon
go	gelatore

- Limoni
- Insalata teverdi
- Zucchine
- Bacche
- Spinaci

- Pollo
- Pesce
- Salsicce
- Gamberi
- Vegetali surgelati (come cavolfiore)

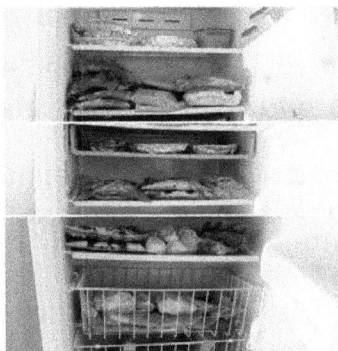

Preparazione mentale per la Paleo Dieta

Può essere piuttosto scoraggiante passare dalle tue attuali abitudini alimentari alla Paleo Dieta. Molti di voi dovrebbero abbandonare la tradizionale scuola di pensiero riguardo al mangiare! Molti di noi credono che i carboidrati siano la principale fonte di energia. Può essere un po' sorprendente che le cellule del nostro corpo preferiscano il grasso (chetoni) per l'energia. Che ci crediate o no, questi grassi salutari sono una fonte di carburante migliore. Ci vorrà del tempo perché il tuo corpo si adatti al cambiamento, ma funzionerà.

Dovrai inizialmente inviare un segnale al tuo corpo e questo ti permetterà di liberarti dei tuoi beni più preziosi come lo zucchero. Potresti desiderarlo, ma devi prepararti mentalmente a combattere questa battaglia. A poco a poco il tuo corpo smetterà di desiderare il consumo di zucchero in eccesso e ti sentirai più vibrante. I tuoi allenamenti diventeranno anche più orientati ai risultati. Il tuo grasso corporeo diminuirà e arriverai più vicino a raggiungere i tuoi obiettivi di perdita di peso. Persistere è la chiave.

È necessario anche ottenere concetti chiari. La Paleo Dieta non riguarda l'eliminazione dei carboidrati. Incoraggia un sacco di carboidrati sani contenuti in frutta e verdura. Rifiuta l'uso eccessivo di carboidrati. Una volta che i concetti sono chiari per te, l'adattamento del cambiamento non sarà affatto la parte difficile.

Ipnotizzati. Funzionerà. Una volta che ti rassicuri che la Paleo Dieta cambierà la tua vita in meglio, fare piccoli sacrifici non sarà così difficile. La Paleo Dieta è destinata a cambiare le cose per il meglio. Fidati dei tuoi antenati!

Piano di 7 giorni con laPaleo Dieta
GIORNO 1:

Colazione   - un ottimo inizio può essere una Paleo frittata

Pranzo   - goditi la tua bistecca o pollo preferito con una ciotola di insalata

Snack   - una grande scelta può essere fette di mela con burro di mandorle

Cena   - stufato di pollo a cottura lenta

GIORNO 2:

Colazione   - inizia con Paleo pane alla banana

Pranzo   -   verdure   saltate   o sbollentate

Snack   –lattina di tonno

Cena   — taco

GIORNO 3:

Colazione   -   l'opzione   eccellente   è
pancake alla banana

Pranzo   - zuppa di verdure

Snack   - macedonia di frutta

Cena   -   una   cena   perfetta   può
essere farcita con peperoni

GIORNO 4:

Colazione   -Paleo muffin

Pranzo   - la scelta golosa è wrap
bacon con lattuga

Snack   - uova sode

Cena   - coccolarsi con lefajitas

GIORNO 5:

Colazione   - uova e bistecca

Pranzo   - verdure e salumi

Snack   -   prova   a   mangiare   un
avocado

Cena   -bastoncini di pollo Paleo

GIORNO 6:

Colazione   - patate fritte patate e uova

Pranzo   - panini al peperoncino

Snack   - mangia delle mandorle

Cena   - pesce alla griglia

GIORNO 7:

Colazione   -carne / verdure / uova
strapazzate

Pranzo   - pollo grigliato

Snack   - insalata di pollo e piselli

Cena   -verdure e carne soffritta

Mangiare Paleo al ristorante

Molti di noi vogliono attenersi a una Paleo Dieta anche quando cenano fuori (mantenendo però le buone maniere a tavola). Fornirò solo alcuni consigli che ti aiuteranno a goderti il pasto in un ristorante, mentre stai seguendo la Paleo dieta.

1. Ordinare la carne senza salse o fare esplicita richiesta che la salsa sia posizionata sul lato.

2. Decidere il contorno è anche molto importante. Non ordinare riso, patate o fagioli. Basta ordinare alcune verdure extra. Se ciò non è possibile, basta non ordinare alcun contorno.

3. I fan del cibo messicano possono sicuramente ordinare i tacos, ma assicurati che siano lontani dalletortillas. Puoi anche richiedere la salsa guacamole.

4. Puoi sicuramente assaggiare un boccone del tuo cibo italiano preferito. L'unica cosa che devi fare è eliminare la pasta perché anche una gustosa bistecca italiana è un piacere.

5. Anche il tuo amore per il sushi non deve morire di una morte dolorosa. Ordinalo senza riso.

Questo piano alimentare semplice ma efficace può aiutarti a gustare i pasti al ristorante. Hai solo bisogno di persistere in una dieta intelligente piuttosto che non andare in un ristorante. Buon appetito!

Mordere una deliziosa colazione Paleo

Ora arriviamo all'aspetto più importante: Paleo a colazione! Se vuoi mangiare bene e, se stai leggendo questo libro, questo è il presupposto, allora hai bisogno di padroneggiare l'arte di preparare una deliziosa colazione Paleo! Di seguito sono riportate alcune delle migliori ricette che possono aiutarti a preparare una deliziosa colazione Paleo e, nello stesso tempo, perdere peso.

GRANELLA CROCCANTE DI COCCO E MANGO

La granella croccante di cocco e mango può essere la tua colazione perfetta. È senza glutine e gustosa. Puoi sgranocchiare questo preparato senza doverti preoccupare delle calorie in eccesso.

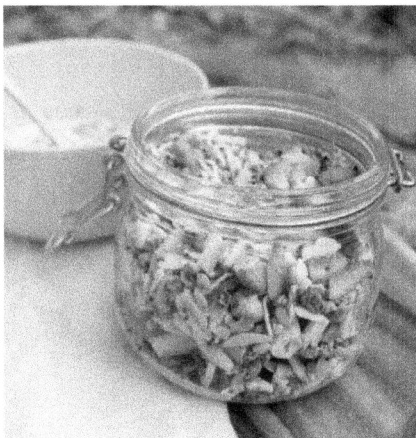

Ingredienti:

- 3 tazze di fiocchi di cocco non zuccherati

- 2 cucchiai di semi di chia

- 1/3 tazza di farina di semi di lino

- ½ tazzadi farina dimandorle

- ½ tazza di olio di cocco fuso, sciolto

- ½ tazza dimango essiccato a tagliato a pezzi

Istruzioni:

1. Stendere la carta da forno su una teglia e preriscaldare il forno a 150°C.

2. Prendere una ciotola e aggiungere l'olio di cocco. Ora aggiungere i semi di chia, la farina di semi di lino e la farina di mandorle.

3. Ora versare gli ingredienti dalla ciotola nella teglia e lasciare cuocere la miscela per circa venti minuti. Decorso il tempo, estrarre la teglia e utilizzare una spatola per capovolgere tutti i lati in modo uniforme.

4. Riposizionare la teglia nel forno e lasciare cuocere la miscela per altri 10-15 minuti.

Tempo di preparazione: 15 minuti

Tempo di cottura: 40 minuti

Dosi:1 tazza

Calorie totali: 200

COLAZIONE CONBURRITO

Ora puoi concederti uno squisito burrito a colazione. È veloce da preparare e sicuramente ideale quando si cerca di perdere peso.

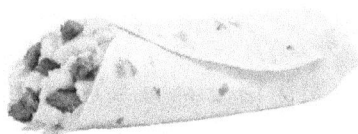

Ingredienti:

- 4 uova con albumi e tuorli separati

- ½ cipolla, tritata

- 1 -2 pomodoritritati

- ¼ tazza di peperoncini verdi in scatola

- ¼ tazzadi olive nere

- 1 peperonerosso

- 1 peperoneverde

- ¼ tazzadicoriandolotritato

- ½ tazza di carne cotta (pollo triturato)

Istruzioni:

1. Per prima cosa montare gli albumi.

2. Ungere leggermente una padella e posizionare la miscela di albume nella padella. È necessario ruotare la padella

in modo che gli albumi possano diffondersi sottilmente e in modo uniforme.

3. Dopo trenta secondi mettere un coperchio sulla padella e far cuocere gli albumi per circa 1 minuto. Ora usare una spatola di gomma per allentare i lati della tortilla all'uovo. Ripetere questa procedura con la miscela rimanente di albume.

4. Ora usare la stessa padella e far saltare le verdure. Aggiungere le cipolle, i pomodori, le olive, i peperoncini verdi, il peperone rosso, il peperone verde, la carne cotta nella padella.

5. Prendere una ciotola e sbattere i tuorli e aggiungere quei tuorli al composto vegetale nella padella.

6. Ora mettere la miscela di verdure nella tortilla al bianco d'uovo e arrotolarla per formare un burrito. Servire con salsa.

Tempo di preparazione: 15 minuti

Tempo di cottura: 5- 7 minuti

Dosi: 1 burrito per piatto

Calorie totali: 77

PANCAKESAIMIRTILLIROSSI

Al mattino non c'è niente di meglio dei deliziosi pancakes ai mirtilli rossi. Ti daranno l'energia di cui hai bisogno per tutto il giorno e sono senza glutine. Una scelta eccellente di sicuro.

Ingredienti:

- ½ tazzadi farina dicocco
- 1 cucchiaio di lievito per dolci
- 5 uova
- 1 tazza di salsa di mele senza zucchero
- 1 cucchiaio e ½ di olio di canola
- 1 vaniglia
- 2 cucchiaidistevia
- 1/8 cucchiainodi sale
- 1/8 cucchiainodinocemoscata
- ¾ tazzadimirtilli

Istruzioni:

1. Prima di tutto setacciare il lievito e la farina di cocco in una ciotola.

2. Ora aggiungere le uova, la salsa di mele, la vaniglia, la stevia, il sale e la noce moscata nella ciotola.

3. Assicurarsi di preriscaldare la piastra per frittelle a 350 gradi.

4. Ora aggiungere l'olio di canola nella padella. Versare mezzo bicchiere di miscela di pancake nella padella.

5. Una volta che la frittella inizia a bollire, girarla e cuocere per altri minuti.

6. Servire i pancake con i mirtilli sopra.

Tempo di preparazione: 10-15 minuti

Tempo di cottura: 2-3 minuti

Dosi: 2 pancakes per persona
Calorie totali: 266

Pranzo interamente Paleo

Quando si desidera perdere peso, è necessario assicurarsi di avere un pranzo sano, essendo sicuri di mantenere le calorie sott'occhio. Di seguito alcune delle migliori ricette per il pranzo Paleo che ti conquisteranno il cuore (e, speriamo, lo stomaco) di sicuro!

SALMONE AL FORNO CON LIMONE

Niente può essere più sano di un pranzo con salmone al forno con limone. Questo è appetitoso e nello stesso tempo non ti devi preoccupare di ingrassare.

Ingredienti:

- 32 once di pezzo di salmone

- 1 limone a fette

- 1 cucchiaiodicapperi

- sale a piacere

- pepe nero a piacere

- un pizzico di pepe rosso

- 1 cucchiaioditimo fresco

- olio d'oliva per friggere

Istruzioni:

1. Prendere una teglia da forno e ricoprirla con la carta forno.

2. Posizionare il pezzo di salmone sulla teglia con il lato della pelle rivolto verso il basso.

3. Ora condire il pezzo di salmone con pepe nero, sale e pepe rosso e aggiungere un po' d'olio d'oliva.

4. Disporre i capperi sulla teglia insieme al salmone.

5. Mettere il limone e il timo sopra il salmone.

6. Riscaldare il forno a 400°F. Mettere il salmone nel forno e cuocere per 25 minuti.

Tempo di preparazione: 15-20 minuti

Tempo di cottura: 25 minuti

Dosi: 6 once per persona (circa 2-3 persone)

Calorie totali:5 calorie a dose

LASAGNA DI ZUCCHINE AND MELANZANE

Bene, chi ha detto che non puoi concederti le lasagne quando stai seguendo una Paleo

Dieta? È solo una questione di creatività e ora hai una buona alternativa alla lasagna tradizionale e cioè le lasagne di zucchine e melanzane.

Ingredienti:

- 1 cipollagiallatritata
- 2 spicchid'agliotritati
- 2 cucchiaio di olio extravergine di oliva
- 1 tazza di carne macinata
- ½ tazza di salsa di pomodoro
- ½ tazza di pomodoro concentrato
- 1 fogliadialloro
- 3 ramettiditimo
- sale e pepe nero a piacere
- paprika in polvere a piacere
- ½ tazzadiacqua
- 1 melanzana

- 1 cucchiainodi sale

- ½ cucchiainodipepenero

- 1 cucchiaio di olio extravergine di oliva

- ½ tazza di foglie di basilico

- 1 tazzadifunghi

- 2 tazzedispinaci

- 2 zucchinetritate

- 1 testadicavolfiore

- 1 cucchiaiodi olio d'oliva

- ½ cucchiaiodi sale

- ½ cucchiaino di aglio in polvere

- 2 peperonciniverditagliati

Istruzioni:

1. È necessario iniziare con la salsa di carne. Prendere un robot da cucina e aggiungere le cipolle e l'aglio. Prendere questo trito e aggiungerlo in una

padella con olio d'oliva riscaldato. Condire la cipolla e l'aglio con sale e pepe e cuocere per 12-15 minuti.

2. Ora aggiungere il manzo alla padella e cuocere per altri 15 minuti e aggiungere la paprika se necessario. Quindi aggiungere il pomodoro concentrato e cuocere per altri 5 minuti.

3. Il passo successivo è aggiungere la salsa di pomodoro, il timo e l'alloro nella padella. A questo punto aggiungere circa mezzo bicchiere d'acqua nella padella.

4. Ora lasciare cuocere la miscela per circa un'ora mescolando di tanto in tanto. Scartare l'alloro e il timo una volta che i

sapori si sono amalgamati nella miscela.

5. Ora preriscaldare il forno a 350°F.

6. Ora tritare la melanzana e condirla con sale. Lasciare da parte per circa 15 minuti. Dopoquindiciminuti, sciacquare e asciugare la melanzana.

7. Aggiungere l'olio d'oliva nella padella e aggiungere le melanzane. Cuocere la melanzana per circa 2-3 minuti finché non diventa marrone dorato su entrambi i lati.

8. Ora sovrapporre la lasagna. Puoi mettere delle fette di melanzana sul fondo e aggiungere la salsa di carne in cima. Quindi aggiungere i funghi e il basilico. Ora aggiungere il rimanente

sugo di carne. Ora fare uno strato con zucchine e spinaci. Aggiungere più sale e pepe se necessario. Condire con olio d'oliva. Lasciare cuocere la lasagna per circa 40-45 minuti.

9. È ora di preparare la copertura. Aggiungere il cavolfiore in un robot da cucina. Il cavolfiore dovrebbe avere una consistenza fine.

10. Prendere una padella e aggiungere un po' d'olio d'oliva. Aggiungere la miscela di cavolfiore nella padella. Ora mettere la polvere di aglio, il sale e i peperoncini verdi nella miscela di cavolfiore. Ora lasciare cuocere questa miscela per circa 6 minuti in più.

11. Una volta che la miscela di cavolfiore è pronta, aggiungerla sopra la lasagna. Ciò significa che è necessario aggiungere la miscela di cavolfiore una volta che la lasagna è stata nel forno per circa 20 minuti. Una volta aggiunto il condimento alla lasagna, continuare la cottura nel forno per il tempo rimanente.

Tempo di preparazione: 1 ora

Tempo di cottura: 40-45 minuti (Tempo di cottura della lasagna)

Dosi: 5-6

Calorie totali: 169

Deliziosa cena Paleo

La maggior parte di noi tende a saltare la cena quando stiamo cercando di perdere peso, anche se è il pasto più importante della giornata! Le seguenti meravigliose ricette negano questo approccio perché l'obiettivo principale è portarti ad uno stile di vita sano e perdere peso allo stesso tempo.

SPIEDINI DI POLLO

Gli spiedini di pollo sono il piatto "da leccarsi le dita" e non potrai resistere a questo piatto! È pieno di sapori, ma non dovrai preoccuparti delle calorie.

Ingredienti:

- 1 tazzadipollo

- 3 cucchiai di aminoacidi al cocco

- 2 cucchiaidimiele

- 1 cucchiaio di aceto di sidro di mele

- 1 cucchiaio di olio di sesamo

- 1 cucchiainodizenzerograttugiato

- ¼ cucchiaino di aglio in polvere

- ¼ cucchiainodipepenero

- ¼ cucchiaino di peperoncino rosso in polvere

- sale a piacere

- ½ cipollarossatritata

- 1 tazzadipomodoriniciliegino

- 1 peperoneverdetritato

- 1 ananasaffettatofinemente

Istruzioni:

1. Prendere una ciotola. Aggiungere gli aminoacidi di cocco, miele, aceto di mele, zenzero, aglio in polvere, pepe nero, peperoncino rosso in polvere, sale.

2. Ora trasferire la marinata in una busta a chiusura ermetica e metterci dentro il pollo per rivestirlo con la marinata. Lasciareriposare il pollo per circa due ore.

3. Preriscaldare la griglia. Aggiungere il pollo marinato, pomodori, ananas e peperone.

4. Grigliare gli spiedini da 8 a 10 minuti fino al termine.

Tempo di preparazione: 20 minuti

Tempo di cottura: 8-10 minuti

Dosi: 4 persone

Calorie totali: 100

7 evidenti motivi per non perdere peso

con Paleo

Ci sono volte in cui stai seguendo una Paleo Dieta da unpo' di tempo, ma non stai ancora perdendo peso. Bene, dobbiamo cercare la causa principale per trovare la risposta a questo problema! Ecco le principali ragioni per cui può succedere di non perdere peso!

1. Andarci piano! Potresti essere troppo ambizioso e avere mangiato troppe calorie! Assicurati che quando prepari un piatto di fare attenzione alle calorie. Ci sono interessanti contacalorie disponibili online e devi solo inserire la tua ricetta e le dosi. In questo modo puoi stareal sicuro!

2. La Paleo Dieta funziona, ma dovrai sostituire il cibo troppo energico con qualcosa di meno calorico. Avrai bisogno di allenamento.

3. Devi dormirealmeno 8 ore, di sicuro, perché quando dormi il corpo produce un ormone della crescita che ti aiuta a perdere grasso.

4. Devi avere carboidrati bilanciati nella tua dieta.

5. Assicurati di avere abbastanza proteine al mattino. Una volta che fai una buona colazione, avrai il controllo sulle tue voglie per tutto il giorno.

6. Potrebbe sembrare un po' difficile, ma a volte, se sei un consumatore assiduo di caffeina, la sua assunzione può impedirti di perdere peso. Dì no alla

tazza di caffè e alle bevande analcoliche in più!

7. Ascolta il tuo corpo e gli stimoli della fame. Se sei stanco, assicurati di non fare esercizio fisico quel giorno.

Quando ti prendi cura di queste cose la perdita di peso sarà evidente e non rimarraiaffatto deluso!

Domande comuni sulla Paleo Dieta

Ci sono spesso domande che potrebbero venire in mente riguardo alla Paleo Dieta, quindi risponderò ad alcune di loro proprio qui.

1. La più grande domanda: la Paleo Dieta sarebbe appropriata per te?

Questa dieta è sicuramente la migliore se si vuole dare l'addio al latte e ai suoi prodottiderivati. Ci sono molte soluzioni creative che ti permetteranno comunque di goderti i tuoi cibi preferiti, quindi se ti sta bene questo, segui la Paleo Dieta!

2. Per quanto tempo dovrai seguire la Paleo Dieta?

La Paleo Dieta è fondamentalmente una dieta a lungo termine e puoi continuare per tutto il tempo che vuoi. Non ha un intervallo di tempo limitato come la maggior parte delle altre diete, che richiedono di continuare per 30, 60 o 90 giorni. Goditi la Paleo Dieta per un periodo indefinito ei suoi vantaggi.

3. La Paleo Dieta è la dieta perfetta per dimagrire?

La Paleo Dieta è più di una grande filosofia che ti guida verso la perdita di peso efficace. Sì, una delle conseguenze della Paleo Dieta è la perdita di peso e quindi è l'ideale se hai intenzione di perdere un po' di peso in eccesso.

4. La Paleo Dieta è una dieta costosa?

Se devo essere onesto con te, allora la risposta è sì. La Paleo Dieta è una dieta costosa di sicuro perché è necessario consumare frutta, verdura e carne biologica. Tutti questi articoli sono disponibili ad un prezzo alto. Tuttavia, i risultati sono così buoni che ne vale la spesa.

Conclusione

Grazie ancora per aver scaricato questo libro!

Spero che questo libro sia stato in grado di aiutarti a decifrare la reale percezione della Paleo Dieta e della perdita di peso. Se ricordi queste regole di base, sarai disposto a seguire la Paleo Dieta per tutta la vita. Il prossimo passo è semplicemente iniziare a cucinare tutti questi piatti fantastici.

Infine, se ti è piaciuto questo libro, ti preghiamo di dedicare del tempo per condividere i tuoi pensieri e pubblicare una recensione. Sarebbemoltoapprezzato!

www.ingramcontent.com/pod-product-compliance
Lightning Source LLC
Chambersburg PA
CBHW071239020426
42333CB00015B/1548